DE

LA TUBERCULOSE NASALE

PAR LE

Dʳ A. CARTAZ

Ancien interne des hôpitaux de Lyon et de Paris,
Secrétaire de la rédaction de la *Revue des sciences médicales*.

PARIS

A. DELAHAYE et E. LECROSNIER, ÉDITEURS

Place de l'Ecole-de-Médecine.

—

1887

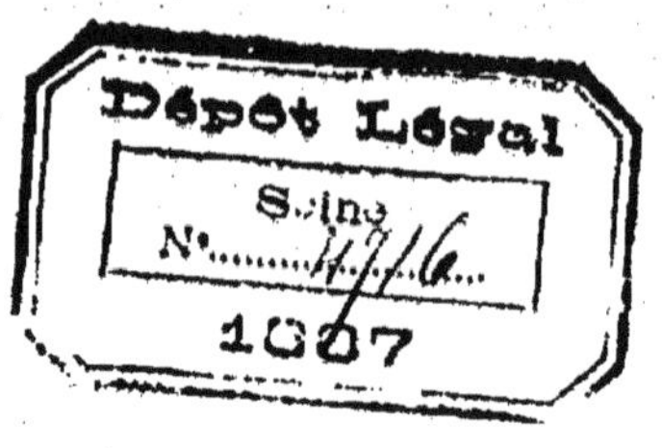

DE LA

TUBERCULOSE NASALE

DE
LA TUBERCULOSE NASALE

PAR LE

Dr A. CARTAZ

Ancien interne des hôpitaux de Lyon et de Paris,
Secrétaire de la rédaction de la *Revue des sciences médicales*.

PARIS

A. DELAHAYE et E. LECROSNIER, ÉDITEURS

Place de l'Ecole-de-Médecine.

—

1887

DE LA

TUBERCULOSE NASALE

L'histoire des tuberculoses locales est de date relativement récente. Il y a vingt ans, avant les recherches du professeur Trélat, de Féréol, on ne connaissait guère la tuberculose de la langue dont les ulcérations étaient attribuées à toute autre cause; avant les mémoires de Julliard, d'Isambert, l'angine tuberculeuse avait échappé à l'observation médicale ou du moins des cas bien avérés de tuberculose étaient décrits et classés sous la rubrique de scrofule, syphilis, etc... Depuis la découverte du bacille de Koch, le champ des investigations s'est élargi et aujourd'hui on range, à bon droit, dans la classe des affections tuberculeuses, nombre de lésions qui paraissaient jusqu'ici en être complètement indépendantes ou ne s'y rattacher que d'une façon très indirecte. Les exemples en seraient faciles et nombreux à citer.

La muqueuse nasale n'échappe, pas plus que les autres, à l'infection tuberculeuse. La fréquence des irritations aiguës ou chroniques, des coryzas simples ou ulcéreux, semblerait devoir prédisposer en quelque sorte les cavités nasales à une localisation par inoculation. Les lésions desquamatives ou ulcéreuses, les effractions de l'épiderme ou de l'épithélium des muqueuses constituent, en effet, à n'en pas douter, des portes d'entrée pour le bacille. Cependant, la tuberculose nasale est rare, à la condition toutefois de ne pas comprendre une forme qui, à mon avis, semble s'y rattacher étroitement, mais sur la nature de laquelle existent encore de nombreuses divergences, je veux parler du lupus.

Les dermatologistes s'accordent pour la plupart, aujourd'hui, à voir dans le lupus une variété de tuberculose cutanée; il me suffira de rappeler les travaux de Besnier, Brissaud, H. Martin, Lailler et Mathieu, pour ne citer que des noms français. Néanmoins, certains auteurs veulent établir entre ces deux affections une ligne de démarcation tranchée. La question, en un mot, si elle paraît jugée pour bon nombre d'esprits, est encore discutée par d'autres; l'accord n'est pas unanime. C'est pour cette raison que j'ai laissé de côté provisoirement l'étude du lupus de la cavité nasale en tant que manifestation de tuberculose, ne m'attachant qu'à deux autres variétés, l'ulcère et la gomme ou tumeur tuberculeuse.

D'une façon générale, ai-je dit, la tuberculose nasale est rare. De prime abord, on serait porté à croire que cette rareté n'est que relative et tient à ce fait qu'à moins de circonstances bien spéciales, on examine peu les fosses nasales chez les malades atteints de phtisie pulmonaire ou laryngée ou de tuberculose d'autres organes. Mais les recherches de Willigk et de Weichselbaum ont été faites à l'amphithéâtre et c'est justement dans le dépouillement d'un chiffre important d'autopsies de tuberculeux, qu'ils ont rencontré l'un et l'autre les observations de lésion nasale. Or, les chiffres de un cas sur 476 autopsies (Willigk), 2 cas sur 164 (Weichselbaum), témoignent réellement de la rareté de cette localisation tuberculeuse.

Les documents sur cette question sont, du reste, peu nombreux. En compulsant les auteurs anciens, on ne trouve guère que cette mention assez précise de Bayle dans ses *Recherches sur la phthisie pulmonaire* (Paris, 1810). En parlant des excoriations déterminées par les aphtes chez les tuberculeux, Bayle dit qu'elles « occupent assez souvent la bouche, le pharynx et même les fosses nasales des phtisiques et ne ressemblent ni aux aphtes qu'on observe dans diverses maladies aiguës fébriles, ni à ceux qui surviennent spontanément en pleine santé. Je soupçonne, ajoute-t-il, que cette affection tient à la diathèse tuberculeuse ».

La plupart des traités, ouvrages ou articles spéciaux sur les affections du nez sont muets sur l'existence de la tuberculose, réserve faite du lupus, qui n'était pas, du reste, à l'époque où ils ont été écrits, considéré comme de nature tuberculeuse. Le traité de Watson (1), les articles des dictionnaires ne mentionnent pas cette localisation. Beverley Robinson, notre ancien collègue d'internat, soupçonne, sans oser l'affirmer, que le coryza ulcéreux peut être parfois tuberculeux. « Je ne me rappelle pas, dit-il (2), avoir vu, dans les fosses nasales antérieures ou postérieures, une ulcération bien définie que je puisse appeler tuberculeuse. J'ai constaté l'affection ulcéreuse, tuberculeuse de la gorge, de la paroi pharyngée s'étendant parfois au dessus du bord libre du voile du palais ; mais là s'arrêtait

(1) Diseases of the nose, Londres, 1875.
(2) Treatise on nasal catarrh, 2ᵉ édit. New-York, 1885.

le processus ulcéreux. Plusieurs fois, cependant, j'ai vu, dans des cas avancés de phtisie pulmonaire, des croûtes épaisses, d'odeur fétide, rejetées périodiquement des fosses nasales, avec douleur et efforts et j'ai suspecté, dans ces cas, l'existence du coryza ulcéreux Jusqu'ici, je n'ai pu contrôler mes soupçons par l'examen post mortem ».

Dans sa thèse, bien complète cependant (Paris, 1876), de Casabianca soupçonne l'existence des ulcères tuberculeux : « N'existe-t-il pas, dit-il, des ulcérations tuberculeuses de la cloison comparables à celles du larynx ? Nous posons la question ; à d'autres de la résoudre. »

La question était pourtant déjà résolue. Fraenkel, dans son article de l'encyclopédie de Ziemssen, s'exprimait ainsi : « Les ulcères tuberculeux du nez peuvent être considérés comme extrêmement rares. Je n'en ai jamais vu et il n'y en a qu'un cas dans la littérature médicale. Willigk dit qu'à l'Institut anatomo-pathologique de Prague, sur 476 cadavres de tuberculeux, il a trouvé une fois de la tuberculose de la cloison du nez ».

Willigk (1) est, en effet, le premier au moins d'après les recherches auxquelles je me suis livré, qui ait publié un cas de tuberculose nasale.

Laveran communiquait à la Société médicale des hôpitaux (2), l'année même où paraissait le travail de Fraenkel, deux observations des plus concluantes, qu'on trouvera citées plus loin.

Spillmann, dans sa thèse d'agrégation (Paris 1878), en publie, bientôt après, une nouvelle observation recueillie dans le service de Besnier, à l'hôpital Saint-Louis. Riedel, la même année (3), en fait connaître deux autres cas.

Millard, en publiant un cas de tuberculose miliaire aiguë pharyngée (4), dit bien qu'à l'autopsie on a trouvé des nodules tuberculeux gros comme des grains de mil dans l'arrière-cavité des fosses nasales, mais il s'agit là plutôt d'une localisation pharyngée que de véritables ulcérations de la muqueuse du nez.

Volkmann, dans l'important travail qu'il a consacré à la tuberculose des divers organes (*Sammlung klin. Vorträge*, n° 168), fait rentrer dans le cadre de la tuberculose nasale bon nombre de coryzas attribués jusqu'ici à la scrofule. Dans ces conditions, la tuberculose nasale ne serait plus aussi rare qu'on le pensait. Il donne le

(1) Prager Vierteljahschrift, XXXVIII, p. 4.
(2) Bull. Soc. méd. des hôpit. 1876, tome XIII, p. 394.
(3) Deut. Zeit. f. Chir., p. 56, 1878.
(4) Bull. Soc. méd. des hôp. 1881.

résultat de ses recherches sur les formes graves de l'ozène scrofuleux avec ulcérations étendues du pharynx, du voile du palais. Cette affection survient le plus souvent chez de très jeunes individus qu'on croyait autrefois affectés de syphilis congénitale. Par le grattage et par l'excision, il a pu examiner un grand nombre de fois les points malades et se convaincre qu'il s'agissait, non pas de syphilis, mais de tuberculose miliaire.

Volkmann fait, je pense, allusion à ces formes graves d'angines scrofuleuses, si bien décrites par Homolle dans sa thèse, au lupus de la gorge.

Depuis la publication de ces premiers faits, on trouve épars dans divers recueils des observations dues à Weichselbaum (1), Berthold senior (2), Sokolowski (3), Richl (4), Tornwaldt (5). Tout récemment, Max Schaeffer et Dietrich Nasse (6), ont publié un travail important sur les tumeurs tuberculeuses du nez, dans lequel ils relatent six nouveaux cas.

Je ne dois pas oublier de mentionner un bon article de E. J. Moure, de Bordeaux, dans son Manuel des maladies des fosses nasales, et j'aurai, je crois, rappelé à peu près l'historique de la question.

Le Dr Ruault (communication orale) en a observé un cas, qui n'a pas, je crois, été publié. Moi-même, j'ai eu l'occasion d'en rencontrer un. C'est un total de 18 observations que j'ai pu réunir; quelques-unes sont mentionnées très sommairement. Ces observations sont peu connues; elles sont disséminées dans plusieurs recueils, j'ai cru bon de donner le résumé des principales en commençant par le cas qui m'est personnel.

Obs. I (personnelle). — X., âgé de 43 ans, employé d'administration. Père mort d'une affection pulmonaire chronique, probablement de phtisie. Marié depuis 12 ans, le malade a une fillette de 7 ans bien portante.

Il y a trois ans qu'il a commencé à tousser, à la suite d'un bain froid pris au milieu de l'automne par un temps assez mauvais. Hémoptysies peu abondantes, mais répétées trois fois dans l'espace de deux mois, il y a un an environ. A partir de ce moment, la voix s'est progressivement voilée et le malade a expectoré des crachats épais, purulents.

(1) Allg. Würtemb. med. Zeit. n° 27, 1881 et Cent. f. Chir. 1882.
(2) Berlin klin. Wochenschrift n° 40, 1884.
(3) Gazeta Lekarska, n° 15, 1885.
(4) Wiener med. Wochenschrift, n° 44, 1881 et Ann. de Dermat. 1882.
(5) Deut. Arch. f. klin. Med, XXVII, 1880.
(6) Tuberkelgeschwülste der Nose. Deut. med. Wochenschrift, 14 avril 1887.

Quand je le vois pour la première fois, en avril 1886, le malade est arrivé au dernier terme de la phtisie pulmonaire. Amaigrissement considérable, sueurs nocturnes profuses, toux incessante, expectoration très abondante. La voix est éteinte, et depuis quelque temps il y a des douleurs vives dans les mouvements de déglutition.

Je trouve, en effet, tous les signes d'une phtisie avancée, cavernes aux deux sommets, râles muqueux dans toute la hauteur des deux poumons. Le larynx est aussi le siège de lésions graves ; épiglotte formant un gros bourrelet d'un blanc rosé couverte d'ulcérations ; tuméfaction et infiltration tuberculeuse des cartilages aryténoïdes. Ulcérations sur les cordes vocales, qui sont tuméfiées, infiltrées ; ulcérations également sur les ligaments ary-épiglottiques.

Le malade appela alors mon attention sur de petits saignements de nez, fort peu abondants, qui survenaient quand il se mouchait un peu fort. J'examinai les fosses nasales et je trouvai du côté gauche, sur la cloison à un centimètre en arrière du méat nasal, une ulcération de la dimension d'une pièce de 20 francs, peu profonde, recouverte d'une petite croûte brunâtre. En détachant la croûte, je provoque un léger suintement sanguin. L'ulcère empiète sur le plancher pour un quart de son étendue ; le fond est d'un rouge grisâtre, avec de légères saillies granuleuses, donnant l'aspect d'une plaie bourgeonnante. Le pourtour est assez bien arrondi et présente en avant une sorte de décollement de un millimètre, déchiqueté, anfractueux, tandis que le bord postérieur forme un bourrelet un peu surélevé. Sur ce point, à trois millimètres en arrière, on trouve trois à quatre petites saillies jaunâtres et autant de petites exulcérations de la dimension d'une forte tête d'épingle. La cloison n'est pas entamée ; le reste de la muqueuse nasale paraît peut-être un peu plus rouge qu'à l'état normal. Rien dans la fosse nasale droite.

Le malade n'éprouve aucune douleur ; il a constaté qu'il mouchait, depuis quelque temps, un peu plus souvent, qu'il rejetait dans le mouchoir quelques petites croûtes, mais il ne se serait pas inquiété de ces phénomènes sans le suintement sanguin.

En dehors du traitement général, je fis sur la plaie une insufflation d'iodoforme et je bourrai la cavité nasale avec un tampon d'ouate imbibée de glycérine et imprégnée de poudre d'iodoforme. Le pansement devait être renouvelé tous les jours.

A une seconde visite que je fis au malade quelques jours plus tard, l'ulcération avait un fond plus rose, moins grisâtre. Si le malade avait été dans un état moins précaire, j'aurais pratiqué, après badigeonnage à la cocaïne, une cautérisation au galvano-cautère. Mais le malade était mourant ; il s'éteignait, en effet, deux jours plus tard,

Je ne pus faire d'examen bacillaire, en raison de la période tardive à laquelle je fus appelé à voir le malade, mais les caractères de l'ulcération, la concomittance de la tuberculose laryngo-pulmonaire ne laissent pas dans mon esprit le moindre doute sur la spécificité de la lésion du nez.

Obs. II (Besnier, in thèse de Spillmann, p. 190). Femme de 33 ans, entrée le 25 février 1878 dans le service de M. Besnier, à l'hôpital Saint-Louis. Antécédents héréditaires; elle-même a eu des hémoptysies et tousse depuis assez longtemps. Elle vient demander des soins pour deux ulcérations siégeant l'une à l'orifice de la narine gauche, l'autre à l'anus.

L'ulcération anale est la plus ancienne. Les lésions nasales n'ont apparu que depuis quatre mois ; elles occupent la narine gauche. C'est une ulcération dont la limite inférieure s'élève sur la sous-cloison, sans atteindre à proprement parler la lèvre inférieure et qui occupe surtout les parois interne et postérieure de la narine. Elle présente un fond plat, peu excavé, blanchâtre et comme gélatineux, à travers lequel émergent de petites saillies arrondies, brillantes, plus colorées que le fond. Au-dessus de cette partie qui constitue, pour ainsi dire, son étage inférieur, l'ulcération se propage sur la cloison même jusqu'à une limite qu'on ne peut préciser et continue à présenter dans cet étage supérieur les mêmes caractères objectifs. Elle est le siège d'une exsudation sanguine peu abondante, mais surtout d'une sécrétion purulente dont le produit adhère le matin à la surface de l'ulcère. Elle est douloureuse spontanément et à la pression. Un stylet pénètre librement dans les fosses nasales et ne rencontre ni dénudation osseuse, ni perforation de la cloison.

Obs. III. (Laveran). S..., capitaine, âgé de 43 ans, entre au Val-de-Grâce le 3 juillet 1876. Phtisie pulmonaire avec laryngite.

A l'orifice interne de la narine droite, au niveau de la partie inférieure de la cloison du nez, on trouve sur la muqueuse nasale une ulcération à fond grisâtre, sanieux, de l'étendue d'une pièce de cinquante centimes environ ; les bords sont injectés, rougeâtres ; l'ulcération, qui n'est pas exactement arrondie, mais allongée, ovalaire, s'étend jusque sur la face muqueuse de l'aile droite du nez. Le malade ne souffre pas de cette ulcération ; les croûtes qui se forment dans la narine droite, et qui tendent à l'obstruer, nécessitent seulement de fréquents lavages. Mort le 23 août des progrès de la phtisie. Voici les résultats de l'examen histologique de la lésion nasale.

1° Ulcération de la narine droite (coupes faites dans la pièce durcie). Au niveau de l'ulcère, l'épithélium a complétement disparu ; on ne trouve que du tissu embryonnaire et des fibres élastiques qui ont résisté au processus inflammatoire, mais qui sont dissociées par des éléments de nouvelle formation. Sur quelques points, on distingue des granulations tuberculeuses, petites masses granuleuses avec leurs zones de prolifération, *Riezenzellen*, etc. L'extrémité du cartilage du lobule du nez est attaquée ; les tubercules paraissent avoir érodé la substance hyaline du cartilage, puis avoir pénétré dans les capsules cartilagineuses les plus superficielles. Les bords de l'ulcération sont infiltrés de cellules embryonnaires. On distingue çà et là quelques granulations tuberculeuses. Dès qu'on s'éloigne un peu de l'ulcère, on retrouve l'épithélium intact avec les culs-de-sac qui logent les bulbes fibreux et les glandes profondes qui ne sont pas altérées.

2° Coupes faites sur la cloison des fosses nasales au-dessus de l'ulcère et comprenant toute l'épaisseur de cette cloison. La muqueuse qui tapisse le côté droit de cette cloison (côté de l'ulcération), présente un épithélium normal ; les parties profondes de la muqueuse sont infiltrées, sur quelques points, d'éléments embryonnaires. Pas de tubercules bien caractérisés.

Le cartilage de la cloison n'est pas altéré, non plus que la muqueuse qui le tapisse à gauche.

Obs. IV (Laveran). L..., soldat, âgé de 25 ans, entre à l'hôpital Saint-Martin le 7 septembre 1872. Diagnostic, phtisie pulmonaire.

Le 6 décembre, le malade est pris d'érysipèle de la face ; en cherchant le point de départ de cet érysipèle, je constate à l'orifice de la narine droite, du côté de la cloison, l'existence d'une ulcération de la grosseur d'une pièce de vingt centimes, à fond grisâtre, à bords arrondis ; le malade ne souffre pas de cette ulcération, si bien qu'il avait jugé inutile d'appeler notre attention de ce côté. L'ulcération saigne facilement quand on la touche ; on n'observe pas sur les bords des points blanchâtres ou jaunâtres, analogues à des tubercules.

L'érysipèle envahit successivement toute la face, le cuir chevelu, disparaît le 14 décembre.

20 décembre. Signes de pneumothorax. L'ulcération nasale s'accroît en superficie et en profondeur, elle saigne quelquefois.

6 janvier 1873. La dyspnée persiste. Signes d'un épanchement purulent. L'ulcération nasale fait le tour de la narine droite ; elle s'étend sur la cloison jusqu'au cartilage, qui est à découvert.

Mort le 29 janvier.

A l'autopsie, on constate des lésions de tuberculose pulmonaire avec pleurésie purulente et pneumothorax. L'examen histologique de la muqueuse nasale n'a pas été fait.

Obs V. (Riehl). Homme de 36 ans, entré dans le service le 20 septembre 1881.

Il présentait à ce moment une ulcération granuleuse et recouverte d'une croûte à l'orifice de la narine gauche. Elle fut tout d'abord considérée comme une ulcération syphilitique en voie de guérison, d'autant plus qu'une lésion de même aspect se retrouvait sur le rebord alvéolaire de la mâchoire inférieure, au niveau des deux incisives médianes qui faisaient défaut. D'abord traité comme syphilitique du 17 juillet au 17 août, le malade fut transféré dans le service de Kaposi.

Le malade racontait à ce moment que sa maladie datait de 3 mois, qu'elle avait débuté par l'ulcération nasale et bientôt après par un ébranlement, puis la chute des dents. Il niait tout antécédent syphilitique. Par contre, une toux avec fièvre vespérale et douleur de côté était apparue depuis peu et le 2 août le malade avait eu une hémoptysie.

Les ulcérations nasale et gingivale examinées, présentaient les mêmes caractères que dans l'observation précédente (Obs. de tuberculose de la joue et des lèvres), à savoir petites anfractuosités multiples et granulations miliaires.

Le malade mourut rapidement de phtisie pulmonaire. Les ulcérations anciennes n'avaient fait que progresser et un petit groupe d'exulcérations nouvelles s'était montré sur le bord libre de la lèvre supérieure.

A l'autopsie faite par Zeemann, on trouvait une tuberculose chronique des deux poumons, des ulcérations tuberculeuses du nez, des lèvres et de la partie inférieure de l'iléon. L'examen histologique d'un petit fragment d'une ulcération labiale permit d'y constater l'existence de gros tubercules de 3 cc. caséeux à leur centre, isolés et confluents.

Obs. VI. (Tornwaldt). Sculpteur sur bois, âgé de 21 ans. Entré en mars 1879 dans le service de Tornwaldt. Ses parents et deux frères sont morts de phtisie. Sujet dans son enfance à des éternuements des écoulements muqueux et purulents du nez. A 8 ans, rougeole avec inflammation pulmonaire. Hémoptysies à 15 et 18 ans. Il se plaint surtout aujourd'hui de l'écoulement nasal. Le malade est pâle, amaigri.

A l'examen rhinoscopique antérieur, hyperplasie uniforme de la muqueuse des cornets moyen et inférieur, sécrétion modérée, mais abondante du côté gauche. A la partie antérieure du cornet inférieur, on trouve une tumeur gris rougeâtre, à large base, du volume et de la configuration d un pois ; la surface blanchâtre est bosselée. Sur le plancher de la fosse nasale gauche, à peu près au milieu, autre petite tumeur. La muqueuse du cornet moyen est hyperplasiée. Sur la cloison, semis granuleux semblable à la tumeur. Pas d'ulcérations.

Par la rhinoscopie postérieure on trouve la moitié gauche du voile du palais un peu œdématiée. La paroi postérieure du pharynx est normale, un peu rouge. A la paroi supérieure du pharynx qui est lisse, sans végétations adénoïdes, une ulcération plate de la muqueuse. Sur la muqueuse de l'arête postérieure de la cloison, ulcérations creuses, à bords irréguliers, avec points gris blanchâtres. A la surface du voile petites saillies granuleuses. La muqueuse de l'extrémité postérieure des cornets moyen et inférieur est hyperplasiée.

Lésions laryngo-pulmonaires.

On enlève avec l'anse galvano-caustique une partie de la tumeur. L'examen histologique pratiqué par Farne, et contrôlé par Neumann et Baumgarten, démontre la nature tuberculeuse.

Obs. VII (Sokolowski). Chez une fille de 20 ans, entachée d'hérédité, survient dans le cours d'une phtisie laryngée pulmonaire, un ulcère douloureux de la cloison qui empiète sur la narine gauche et sur le plancher des fosses nasales, la perte de substance, douloureuse, mesure environ 3 mill. Au bord supérieur de l'ulcère se trouve une tumeur rougeâtre du volume d'un pois. La malade se plaint de vives douleurs dans le nez, surtout au toucher. On trouve des bacilles tuberculeux (méthode d'Ehrlich) dans les sécrétions muqueuses, parfois teintées de sang. L'ulcération a peu de tendance à la guérison, et s'étend vers la lèvre supérieure qui est tuméfiée et infiltrée. Quelque temps après, elle diminua de façon à subsister seulement sur la cloison. La malade succomba aux progrès de l'affection pulmonaire.

Obs. VIII (Riedel). Un tourneur sur métaux, âgé de 63 ans, était atteint depuis 27 ans d'ulcérations récidivant constamment dans les narines. La narine gauche était entourée d'une tumeur saillante, l'aile du même côté détruite en partie ; la cloison épaissie à droite et à gauche, ulcérée à droite. Nez très augmenté de volume dans la totalité. L'iodure de potassium et les grattages à l'a'de de la curette tranchante ne donnèrent pas de résultat durable. Alors on rabattit le nez et on enleva la partie malade de la cloison cartilagineuse. Ce fragment avait 25 millim. de longueur, 2 centim. de hauteur, 15 millim. d'épaisseur. Au microscope, on trouvait un tissu de granulations très vasculaire, renfermant une grande quantité d'éléments semblables à de grosses cellules, sans vaisseaux et apparaissant déjà à l'œil nu sous la forme de tubercules grisâtres, où manquait souvent la cellule géante centrale. La muqueuse était détruite, le cartilage infiltré de sels calcaires et rongé par le tissu de granulation. Au bout de neuf mois, nouvelles ulcérations sur la narine gauche et dans la profondeur; on enlève le reste de la cloison, mais le nez ne s'affaisse pas. L'aspect du malade était un peu cachectique, bien que les organes thoraciques ne fussent pas encore atteints.

Obs. IX (Riedel). Une femme de 55 ans, d'ailleurs bien portante, était atteinte depuis 18 mois de gonflement de plus en plus grand de la cloison avec ulcération persistante malgré les cautérisations et qui entraîna la formation d'une perforation de un centimètre de diamètre. Dans la partie excisée on voyait au microscope des glandes, les unes atrophiées, les autres dilatées avec du tubercule partout disséminé.

Obs. X (Weichselbaum). Jeune homme de 15 ans, tuberculose pulmonaire, intestinale avec foyers tuberculeux dans le foie, les reins, la rate, les ganglions mésentériques et rétro-péritonéaux. Ulcération de la dimension d'une lentille sur le côté droit de la cloison; à la base, masse caséeuse.

Obs. XI (Weichselbaum). Femme de 62 ans. Lésions tuberculeuses du poumon, du foie, de la rate, des reins, etc. Dans la fosse nasale plusieurs tubercules mous, gris jaunâtres, du volume d'un grain de chénevis, prêts à s'ulcérer. L'examen microscopique montre, dans les deux cas, la nature tuberculeuse des lésions nasales.

Obs. XII (Berthold senior). Je n'ai pu me procurer l'original de l'observation; dans la Berliner klin. Woch., on ne trouve que la mention de la présentation d'un malade atteint de tuberculose de la muqueuse nasale.

Les observations de Schäffer et Nasse sont au nombre de six; je les résumerai brièvement. Toutes ont trait à la forme gommeuse de la tuberculose. Il s'agissait de véritables tumeurs qui ont nécessité une intervention opératoire.

Obs. XIII (Schäffer). Femme de 51 ans, bien portante, sans lésion du poumon ni du larynx. Otorrhée dont la malade ne se plaint pas. Une sœur morte de phtisie pulmonaire. Cette malade a déjà eu des polypes du nez. A l'examen on trouve les deux fosses nasales obstruées par des tumeurs dont une partie prend naissance sur la cloison, l'autre sur la muqueuse des cornets. Celle de la cloison est regardée comme un granulome, en raison de ses caractères; les autres sont des polypes muqueux. Ablation des polypes avec le serre-

nœud, le granulome est également enlevé et le point d'implantation
gratté avec la curette.

Le 1er octobre (3 mois après), on constate une récidive et on soupçonne la nature tuberculeuse de la néoplasie de la cloison. De décembre 1885, à la fin de janvier 1886, il se produit une perforation
de la cloison, de la dimension d'une pièce de 20 marks.

Obs. XIV (Schäffer). Femme de 26 ans ; sa mère est morte de
tuberculose. Tumeur granuleuse du côté droit de la cloison cartilagineuse. L'amygdale droite est hypertrophiée, l'amygdale pharyngée paraît ulcérée. Pharyngite sèche. Pas de lésions laryngo-
pulmonaires.

Ablation de la tumeur ; cautérisation profonde au galvano-cautère.
Badigeonnages ultérieurs avec la solution de permanganate de po-
tasse à 1 0/0 (quelques gouttes dans un peu d'eau). Récidive au com-
mencement de 1886, trois mois après l'opération. Malade perdue de
vue.

Obs. XV (Schäffer). Femme de 39 ans. Bonne santé. Pas d'hérédité.
Sur les deux côtés de la cloison, petites tumeurs nodulées du volume
d'une noisette. En mai, ablation au galvano-cautère. En août, ulcère
de la cloison à droite, ayant les dimensions d'une fève, puis perforation de la cloison.

Obs. XVI (Schäffer). Homme de 32 ans. Pas de lésions laryngo-
pulmonaires. Un frère et une sœur morts de phtisie. Tumeur granuleuse de la cloison à droite.

Obs. XVII (Schäffer). Homme de 57 ans. Pas d'hérédité. Tumeur granuleuse des deux fosses nasales, développées, au dire du
malade, à la suite d'une blessure sur la tête et le nez. Opération.
Pas de récidive.

Obs. XVIII (Schäffer). Femme de 51 ans. Père et sœur morts de
phthisie. Même genre de tumeur.

L'examen histologique dans ce dernier cas et dans l'obs. XVI, pratiqué par Dietrich Nasse, a montré les caractères d'une tumeur tuberculeuse formée par un tissu de granulations avec cellules géantes
et un certain nombre de bacilles.

Je disais plus haut que la tuberculose nasale était rare ; ce chiffre
peu élevé de 18 observations sur le grand nombre de lésions de tout
genre des cavités du nez en donne la preuve. Est-il possible d'établir approximativement sa fréquence relative, par rapport aux autres
manifestations tuberculeuses ? Il faudrait, pour cela, des documents
plus nombreux que ceux que l'on possède jusqu'ici. Nous voyons en

effet que Willigk en a trouvé un cas sur 476 autopsies, tandis que Weichselbaum en rencontre deux dans 164 autopsies, également de malades tuberculeux.

Fraenkel (1) a fait des recherches sur la fréquence comparée de certaines localisations de la tuberculose ; dans 50 autopsies, 29 fois l'oreille et le pharynx nasal présentaient des altérations. Huit fois l'oreille et le pharynx étaient pris simultanément, huit fois l'oreille seule, treize fois le pharynx nasal. Dans ces 50 cas, la muqueuse du nez a été trouvée intacte.

Bryson Delavan, dans un mémoire récent sur la tuberculose buccale (2), a rassemblé 114 cas qui se répartissent ainsi :

Langue.......................	51 cas
Pharynx.......................	24 —
Bouche.......................	22 —
Voile du palais.......................	8 —
Amygdales.......................	4 —
Cavité nasale.......................	5 —

Ces cinq cas de tuberculose nasale ne lui sont pas personnels ; ils ont été recueillis dans la littérature médicale et doivent, je suppose, se confondre avec les faits que j'ai mentionnés.

Sur les 18 cas rassemblés dans cette étude, la proportion est à peu près égale entre hommes et femmes, 10 pour les premiers, contre 8 chez les femmes. L'âge est celui des manifestations tuberculeuses en général ; il oscille, dans ces observations, entre 15 et 63 ans. Presque tous les malades, sauf pour les cas de tumeur, cités par Schäffer et Nasse, avaient une tare héréditaire ; dix présentaient des lésions de tuberculose pulmonaire plus ou moins avancées. La coïncidence d'angines tuberculeuses ou de tuberculose d'autres points des voies aériennes et digestives supérieures est beaucoup plus rare que je ne l'avais pensé, avant de dépouiller les observations. Dans le cas de Riehl, il existait des ulcérations des lèvres et des gencives ; chez le malade de Tornwaldt, le processus s'étendait à la partie postérieure du voile du palais. Les autres ne présentaient pas de lésions de la cavité bucco-pharyngée.

La tuberculose nasale se présente sous trois formes principales :

1° Ulcéreuse ;

2° Végétante, gomme ou granulome tuberculeux ;

3° Lupus.

J'ai dit plus haut les raisons pour lesquelles j'avais écarté de ce

(1) Zeit. f. Ohrenheilkunde, X, n° 2.
(2) New-York med. journal, 14 mai 1887.

travail la question du lupus. Le lecteur qui voudrait faire une étude comparative trouvera dans la thèse de Moinel (*Du lupus scrofuleux des fosses nasales*, thèse de Paris, 1877), et dans un excellent article du professeur Cozzolino (*Arch. ital. di laringol.*, VI, 1 et 2), une bonne description clinique de cette lésion.

Dans sa thèse sur l'*ozène et les rhinites fétides*, (Paris, 1886) de Camposalles admet trois variétés :

1re variété : tuberculose miliaire, infiltrant la muqueuse, qui présente les lésions et les signes du coryza hypertrophique scrofuleux. Ce serait la forme décrite par Volkmann.

2° variété : tuberculose formée de tubercules peu nombreux, isolés, donnant tous les signes de la rhinite hypertrophique scrofuleuse ulcérée.

3e variété : ici la muqueuse n'est point hypertrophiée. Il n'y a point rhinite, ou, si elle existe, elle est légère. On remarque à la surface de la muqueuse un semis de fines granulations, jaunâtres, qui se ramollissent et donnent de petites ulcérations gris jaunâtre. La muqueuse ne paraît point altérée.

Cette division me paraît établir, comme formes distinctes, de simples phases de la maladie. Suivant qu'on l'observe à la période de début, ce qui est rare, d'après la lecture des observations, ou à une période plus avancée, on aura sous les yeux une apparence un peu variable, mais se rattachant uniquement à l'évolution de la maladie.

Je trouve plus conforme à l'observation clinique la distinction en ulcères, tumeurs ou granulomes tuberculeux, et lupus. Je suis en cela d'accord avec la classification adoptée par Lailler et Mathieu (*Arch. de méd.*, juillet 1886), pour les tuberculoses cutanées. Ces auteurs les rangent en trois groupes :

1° Ulcérations proprement dites ;

2° Scrofulomes cutanés ;

3° Lupus.

Les deux variétés, ulcère et tumeur, peuvent coexister ; Weichselbaum décrit à la base de l'ulcération une masse d'apparence caséeuse. Quand le tubercule est arrivé à un certain degré de ramollissement, la petite tumeur se vide, laissant une ulcération plus ou moins large, plus ou moins profonde.

En tout cas, le début de cette affection, comme pour la plupart des tuberculoses locales, est insidieux ; il l'est d'autant plus pour le nez, qu'en raison de l'absence de douleur au début, le malade ne se tourmente guère d'un peu de sécrétion muco-purulente ou de la formation de croûtes qui s'enlèvent assez facilement. Il est rare que le médecin soit consulté dès l'origine ; la plupart du temps, la lésion est confirmée, l'ulcération déjà étendue quand le malade se décide à demander un avis. Mais on peut saisir parfois le processus originel par l'infiltration du voisinage ; on peut trouver autour de l'ulcère le semis de granulations qui indique la propagation, l'extension de la manifestation première.

Cette ulcération, assez ordinairement unique, siège sur la cloison, à peu de distance du méat nasal, un centimètre à un centimètre et demi ; parfois elle est tout à fait à l'entrée des narines, mais elle se continue sur la lèvre, formant alors une ulcération plutôt cutanée que muqueuse, ou ayant toutefois ce caractère mixte, d'être cutanéo-muqueuse, comme à la commissure labiale, au pourtour de l'anus ou à l'orifice vulvaire. En même temps que la cloison, elle s'étend sur la muqueuse du plancher des fosses nasales, et il semble que ce soit dans le sillon formé par l'union de ces deux parois, horizontale et verticale, que se forme la première effraction de la muqueuse. Cette localisation sur la cloison n'a du reste rien de spécial à la tuberculose ; la plupart des ulcères d'origine professionnelle s'observent également sur ce point.

Cet ulcère offre les caractères propres aux ulcérations tuberculeuses des autres muqueuses ; d'une étendue qui varie d'une pièce de cinquante centimes à un franc, il a une forme plus ou moins arrondie, ovalaire, un peu allongée. Le fonds est d'un gris rougeâtre pâle ; recouvert par un peu de muco-pus plus ou moins visqueux et coloré ; des amas caséeux sont fixés sur certaines anfractuosités de l'ulcère, tandis que sur d'autres se voient en relief de fines granulations grisâtres, représentant des tubercules miliaires non encore ramollis (Riehl). D'autres fois, le fond est plat, peu excavé, blanchâtre et comme gélatineux, et de ce fond émergent de petites saillies, arrondies, brillantes, plus colorées (Besnier).

Les bords de l'ulcération sont tantôt saillants, formant parfois un léger bourrelet rougeâtre, tantôt franchement déchiquetés et constitués par de petites excavations, des dentelures donnant l'aspect du chancre mou. A la périphérie, on peut voir un semis de petits points gris jaunâtre, tubercules en voie d'évolution, qui s'exulcèrent et donnent naissance à de petites ulcérations minuscules, qui représentent évidemment la première phase de l'affection. Ces granulations jaunâtres sont identiques à celles que Trélat, Julliard, ont décrites sur la langue, et leur présence, à défaut d'autres signes, a une grande importance pour le diagnostic. Dans le cas que j'ai observé, toute la demi-circonférence postérieure de l'ulcération était entourée d'une auréole formée par places de ces granulations, les unes saillantes, de la grosseur d'une tête d'épingle, les autres ulcérées.

La muqueuse est presque toujours, à la périphérie de l'ulcère, un peu plus rouge et plus ou moins tuméfiée. Sur les cornets mêmes, elle est plus colorée qu'à l'ordinaire. Tornwaldt l'a trouvée gonflée, hyperplasiée, et cette tuméfaction s'étend parfois jusqu'à la partie postérieure des fosses nasales.

Le pharynx, quand il n'existe pas de lésions en arrière des fosses nasales, présente sa coloration habituelle ; il est quelquefois un peu plus rouge, mais sans offrir rien de bien anormal.

Extérieurement, la peau du nez a ses caractères habituels.

La sécrétion muco-purulente et légèrement sanguine se coagule, adhère à la surface de l'ulcère sous forme de croûtes peu épaisses. Il est rare d'observer un véritable suintement sanguin. C'est en détachant les croûtes, par le grattage, ou en se mouchant, qu'il se produit une excoriation superficielle, et l'écoulement de quelques gouttes de sang. C'est un phénomène de ce genre qui attira l'attention de mon malade, qui n'avait jamais pris garde à cette lésion auparavant.

La douleur est en général nulle ou peu marquée ; dans le cas cité par Besnier, il y avait spontanément un peu de sensibilité. A la langue, au pharynx, ce sont les mouvements de déglutition, le passage de la salive ou des matières alimentaires qui irritent les parties ulcérées et provoquent les sensations douloureuses. Pour le nez, il n'y a rien de semblable, et les malades ne se plaignent pas en général de bien vives douleurs.

En dehors donc des signes fournis par l'examen de l'ulcère, d'un peu de sécrétion, de la gêne provoquée parfois (Laveran) par l'accumulation de croûtes, l'affection ne se trahit par aucun signe bien particulier.

Il n'en est pas de même de la deuxième forme où la tuberculose se présente sous l'aspect d'une véritable tumeur, arrivant par son volume à obstruer partiellement la cavité nasale. C'est cette variété qu'ont observée Kœnig, Riedel et Schäffer. Le malade se présente pour un embarras de la respiration, de l'enchifrènement ; il a observé depuis quelque temps un écoulement un peu abondant par le nez, d'abord aqueux, puis purulent, parfois teinté de sang, amené par le détachement des croûtes, et c'est après un certain temps que surviennent les phénomènes d'obstruction, un sentiment de gêne, rarement des douleurs locales ou irradiées.

Dans tous les cas, la tumeur avait pris naissance à la partie antérieure de la cloison cartilagineuse, pour s'étendre ensuite en arrière. D'une couleur rouge pâle, la tumeur présente une surface irrégulière, granuleuse, légèrement bosselée, atteignant le volume d'une noix (5 cent. sur 2 dans un cas de Schäffer) offrant l'apparence d'une framboise. Au toucher, elle saigne facilement ; sa consistance est, en effet, molle, presque friable. A la surface, on peut voir dans certains cas une ulcération plus ou moins profonde atteignant parfois jusqu'au cartilage. Schäffer pense que ces tumeurs prennent toujours naissance sur la cloison.

Des six malades dont il publie l'histoire, deux étaient atteints de phtisie, deux autres ne présentaient aucune lésion pulmonaire, mais avaient des antécédents héréditaires; les deux derniers étaient indemnes de toute hérédité et n'avaient aucune autre lésion. Détail à noter, qui montre la différence que l'on peut établir avec les formes lupeuses, il n'existait pas de lupus ni sur la peau du nez, ni sur la muqueuse nasale.

On conçoit que dans ces cas de localisation bien nette, l'éradication de la tumeur, la cautérisation, la destruction du foyer puissent donner des chances de guérison radicale. Aussi, Schäffer estime-t-il que le pronostic n'est pas aussi fâcheux qu'on pourrait le croire.

Comment sont constituées ces tumeurs? Kœnig, dans la discussion soulevée au XIVᵉ congrès de chirurgie allemande, à propos de la communication de Volkmann, disait qu'il existait, en dehors de la forme décrite par Volkmann, d'ozène tuberculeux, une autre variété, le fibrome tuberculeux qui ressemble à un polype muqueux, mais qui est constitué par du tissu lamineux fibreux parsemé de tubercules.

Dans les observations de Schäffer, l'examen histologique, fait par Dietrich Nasse, a montré que les tumeurs examinées dans deux cas sur six, étaient formées d'un tissu de granulation très vasculaire dans lequel on trouvait des tubercules miliaires et des bacilles de Koch. La nature spécifique de la lésion ne saurait donc faire de doute.

Je n'ai pas eu l'occasion d'observer personnellement cette variété de tuberculose ; aussi me bornerai-je à ces indications générales.

Le diagnostic de la tuberculose nasale serait assez délicat, si les lésions de l'appareil laryngo-pulmonaire ne venaient éclairer sur la nature de la lésion. On ne trouve pas, en effet, toujours sur le fond de l'ulcère ou à son voisinage ce semis de granulations jaunâtres, de tubercules miliaires qui forment un symptôme caractéristique, et l'ulcération n'a pas par elle-même, en dehors de ce signe, de caractères nettement déterminés. Il est juste de dire qu'il n'existe pas jusqu'ici d'observation de localisation tuberculeuse dans le nez sous forme d'ulcère sans qu'il y eût, du côté de l'appareil respiratoire, des manifestations antérieures et des lésions déjà avancées.

La syphilis, à la période primaire, est fort rare dans le nez ; à la période secondaire, elle présente des lésions suffisamment caractéristiques pour en être facilement distinguée. Les lésions tertiaires, à leur début, pourraient simuler une ulcération tuberculeuse ; mais elles siègent en général plus profondément sur la cloison osseuse ou la région ethmoïdale, leur marche est plus rapide, et il sera rare de ne pas retrouver dans les antécédents l'histoire ou les traces des accidents primitifs. Le traitement spécifique, ioduré ou ioduré hydrargyrique jugerait la question.

Toutes les ulcérations, de quelque nature qu'elles soient, n'ont pas, du reste, à leur début, quand elles sont de très petite étendue, de caractères bien définis. J'ai dit qu'on assistait rarement à l'origine de l'ulcère tuberculeux, et que dans les cas où on avait pu voir, au pourtour de l'ulcère principal, d'autres petites destructions de la muqueuse, elles provenaient de l'ulcération d'une granulation tuberculeuse, d'un de ces points gris jaunâtre. Les rhinites scrofuleuses, en dehors du lupus ou des altérations étendues qui, par parenthèse, se rattachent souvent à la syphilis héréditaire, les rhinites, dis-je, offrent, à certaines périodes, sous les croûtes, l'amas de mucosités qui remplissent la cavité nasale et qui forment ces bouchons d'un blanc grisâtre, des exulcérations, des entailles de la muqueuse dont le diagnostic pourrait être douteux. Il est heureusement dans ces cas un moyen de trancher toute difficulté, c'est l'examen bactériologique. Qu'on recueille un peu des sécrétions, qu'on racle le fond ou les bords de l'ulcère et qu'on soumette ces produits à l'examen histologique en suivant les données de la méthode d'Ehrlich, la réponse précise sera donnée par le microscope. La présence des bacilles indiquera la nature de la lésion.

Cet examen me paraît le seul moyen de diagnostic pour les tumeurs tuberculeuses observées par Schäffer. Les caractères cliniques ne permettent absolument pas un diagnostic, même approximatif. Peut-être, à présent qu'elles sont connues, pourrait-on en soupçonner la nature quand on les rencontrera chez un tuberculeux avéré. Mais quels signes les différencient bien nettement d'autres tumeurs ? Aucun. L'examen d'un fragment de la tumeur, des sécrétions nasales, s'il en existe, pourra seul fournir l'indication exacte.

Quel traitement doit-on opposer à cette affection ? La localisation assez circonscrite de la lésion donnerait certainement aux méthodes d'abrasion, de cautérisation, quelques chances de succès, si le plus souvent ces ulcérations ne venaient témoigner d'une affection généralisée et ne se rencontraient parallèlement avec des lésions beaucoup plus graves, plus étendues et bien moins accessibles du côté de l'appareil respiratoire ou des voies digestives. Ces conditions de généralisation tuberculeuse rendent un peu illusoire toute tentative thérapeutique. Ce n'est pas une raison pourtant de rester inactif. En détruisant sur un point le processus infectieux, on a l'avantage de voir diminuer au voisinage les chances d'infection par infiltration, propagation ou par inoculation. Le traitement doit donc être poursuivi avec soin, d'autant qu'il est des cas où les lésions des autres appareils sont encore susceptibles d'être amendées, modifiées.

Pour combattre avec succès les progrès de l'ulcération, on a eu recours aux cautérisations au galvano-cautère. Le moyen est bon ; on modifie assez profondément les bords, la surface de l'ulcère, on peut le transformer par une brûlure de toute la surface, en une plaie qui aura une tendance à la réparation. La douleur n'est pas à redouter, puisque nous pouvons aujourd'hui l'annihiler complètement en insensibilisant la muqueuse à l'aide de la cocaïne. Il sera bon d'employer dans ce cas des solutions concentrées, à 15 ou 20 pour 100, pour obtenir une anesthésie complète et d'une certaine durée.

Un bourrelet d'ouate hydrophile imprégné de la solution est maintenu pendant quelques minutes, à deux reprises, sur la surface de l'ulcère ; on peut intervenir après sans causer la moindre douleur.

Le galvano-cautère, très efficace quand on aura à faire à de petites ulcérations, sera moins facile à appliquer quand l'ulcération sera un peu étendue. Dans ces conditions, l'acide lactique à 20, 30, et même 50 pour 100 donnera de bons résultats. Il n'offre pas, dans la cavité nasale, les dangers que quelques praticiens ont signalés pour les applications laryngées, et c'est un agent bien approprié à ces ulcérations torpides.

Que l'on ait eu recours ou non à la cautérisation, le meilleur pansement que l'on puisse employer est la poudre d'iodoforme, qui n'a d'autre inconvénient que son odeur ; je l'ai appliqué en poudre, à l'aide d'un insufflateur qui répand sur toute la surface de la plaie et dans le voisinage une couche épaisse. Par-dessus, je place un tampon d'ouate glycérinée, imprégné d'iodoforme. Le pansement doit être renouvelé quotidiennement ; il est assez simple pour pouvoir être fait par une personne de l'entourage.

S'il existait des sécrétions un peu abondantes, on les enlèverait au préalable au moyen de pulvérisations phéniquées ou d'irrigations d'eau goudronneuse ou d'un autre liquide antiseptique.

Il me suffira d'indiquer la nécessité de relever l'état général par une médication appropriée, en même temps qu'on appliquera aux lésions concomitantes le traitement qui leur est spécial.

Pour les granulomes, analogues à ceux décrits par Schäffer, il n'y a qu'un parti à prendre : enlever la tumeur avec le couteau ou l'anse galvano-caustique, racler à la curette le point d'implantation et panser la plaie qui en résulte avec l'iodoforme, comme s'il s'agissait de l'ulcère.

Paris. — Typ. A. PARENT, A. DAVY, succ., imp. de la Faculté de médecine,
52, rue Madame et rue Corneille, 3

9 782016 170700